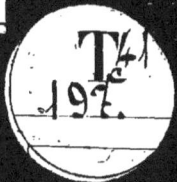

DE L'ASSAINISSEMENT

DE LA

VILLE DE MARSEILLE

PAR

M. le D' Louis RAMPAL,

Professeur à l'École de plein exercice de Médecine et de Pharmacie
de Marseille,
Vice-Président du Conseil d'Hygiène et de Salubrité du 1er arrondissement
des Bouches-du-Rhône (Conseil central).

MARSEILLE

TYPOGRAPHIE ET LITHOGRAPHIE J. CAYER

Rue Saint-Ferréol, 57.

1887

DE L'ASSAINISSEMENT

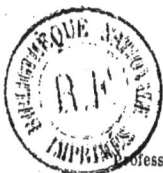

DE LA

VILLE DE MARSEILLE

PAR

M. le Dr Louis RAMPAL,

Professeur à l'École de plein exercice de Médecine et de Pharmacie
de Marseille,
Vice-Président du Conseil d'Hygiène et de Salubrité du 1er arrondissement
des Bouches-du-Rhône (Conseil central).

~~~~~

MARSEILLE

TYPOGRAPHIE ET LITHOGRAPHIE J. CAYER

Rue Saint-Ferréol, 57.

1887

DE L'ASSAINISSEMENT

DE LA

VILLE DE MARSEILLE

PREMIÈRE PARTIE.

Sous-Sol.

Cette question, posée depuis si longtemps, ne peut pas rester en suspens. Non seulement la santé publique y est intéressée, mais il y va de l'avenir commercial de notre grand port dont le trafic est si profondément atteint à chaque épidémie nouvelle. L'heure des hésitations et des atermoiements devrait être passée, — et l'heure de l'action sonner.

En abordant cette étude, nous devons tout d'abord rechercher pourquoi les améliorations que chacun appelle de ses vœux et dont personne ne conteste la nécessité n'ont pas été accomplies.

A notre avis, diverses circonstances y ont contribné. Il y a à déplorer des fautes administratives ; il y a à tenir compte des difficultés financières qui pèsent d'un grand poids dans la balance ; il y a aussi à faire la part des divergences scientifiques qui se sont manifestées, quant aux voies et moyens de résoudre l'important problème de l'assainissement des grandes villes.

Examinons chacun de ces points.

Fautes administratives. — Nous avons le regret de constater que l'Administration n'a pas montré un ferme vouloir pour la recherche des moyens d'assainir la ville, ni déployé une suffisante énergie pour arriver à la période d'exécution. On s'en est parfois occupé pour répondre à l'émotion publique, pour calmer une certaine fermentation et empêcher une explosion de colère préparée par le danger auquel on venait d'échapper ou par l'appréhension de celui auquel on était exposé. Mais nous ne rencontrons nulle part une action sérieuse et suivie; on s'est empressé de refouler dans les cartons les documents qu'une Commission d'ingénieurs avait élaborés avec soin ; dans lesquels elle avait indiqué un ensemble de travaux nécessaires, en faisant la part de ceux qui appelaient une exécution immédiate et de ceux qui formaient un complément, indispensable sans doute mais moins pressant.— Profitant de ces lenteurs, certains hommes ont essayé de substituer à ces projets des propositions, dues à l'initiative individuelle, qui laissaient un champ ouvert aux combinaisons véreuses.

Cet échafaudage vient de s'écrouler dans la honte. Voilà le terrain déblayé. Il ne faut pas donner aux faiseurs interlopes le temps de se réorganiser ; il faut que la municipalité reprenne immédiatement cette œuvre essentielle, qu'elle profite du moment où les chances sont plus favorables pour les projets honnêtes.

Toutes les consciences pures se joindront à elle sans doute et par un effort commun en assureront l'accomplissement.

Difficultés financières. — Bornons-nous à constater la

situation sans en rechercher l'origine et les causes ; ces difficultés existent. Sont-elles insurmontables ? Qui oserait l'affirmer quand il s'agit d'une ville ayant, comme la nôtre, des ressources considérables. A-t-on jamais éprouvé le regret d'avoir accompli la grande œuvre du Canal ? L'assainissement de la ville, dont chacun admet l'urgence, est le complément obligatoire, la conséquence naturelle de l'adduction de l'eau de la Durance, à laquelle on a consacré avec raison un grand nombre de millions. Les sacrifices exigés par cette transformation hygiénique, qui serait faite au profit de la santé ou de la vie des citoyens et de la prospérité commerciale de notre cité, seront à coup sûr bien moindres. Pourquoi, dès lors, ne se résignerait-on pas à les accepter ? Les procédés administratifs, qui ont servi à conduire à bonne fin la construction du canal, ne sont-ils pas applicables aux travaux d'assainissement ? La sagesse, qui a présidé à la marche des dépenses, ne peut-elle pas être imitée ?

Si un emprunt est obligatoire, qu'on n'hésite pas à le faire ; mais qu'on prenne, en même temps, les mesures les plus rigoureuses et les plus sûres pour ne pas en laisser dévier l'emploi ni gaspiller les ressources.

A ces conditions, le succès de l'emprunt est assuré, quelle que soit actuellement la situation financière de la caisse municipale.

Divergences scientifiques. — Lorsque on a abordé l'étude du projet d'assainissement de Marseille, on s'est trouvé en présence des opinions divergentes et opposées qui, à diverses époques, ont été émises sur la question de l'assainissement des grandes villes, en Europe et sur d'autres continents.

Dans la première période d'existence des agglomérations urbaines, les rues ont été, ce qu'elles sont encore aujourd'hui dans les plus modestes villages, les évacuateurs naturels et ordinaires des eaux pluviales, des eaux ménagères et des matières fécales que chacun y déposait ou y jetait suivant ses besoins, sa commodité ou ses caprices. Notre vieille ville, là où il n'y a pas d'égout, offre en partie un spécimen de cette période primitive.

Les besoins de la circulation, les incommodités éprouvées par la vue ou par l'odorat ont fait naître l'idée de recevoir les eaux pluviales et tous les autres résidus dans des égouts. Ceux-ci se sont déversés à la mer, dans des fleuves, rivières ou autres cours d'eau, suivant la situation des agglomérations urbaines.

Pendant longtemps, on n'a élevé aucune objection contre cet état de choses, mais aujourd'hui les idées ont changé.

Les recherches d'un grand nombre de médecins et d'autres hommes de science ont fait connaître les inconvénients qui existent.

Les eaux pluviales ainsi que les eaux ménagères entraînent avec elles, en proportion variable, mais d'une manière constante, des matières organiques susceptibles de fermentation et de putréfaction.

Les matières fécales sont le véhicule des germes spécifiques de maladies transmissibles.

Les eaux pluviales entraînent avec elles du sable ou autres corps lourds qui, dans l'intérieur de l'égout, forment sur certains points des amoncellements derrière lesquels les eaux résiduaires stagnent et déposent la matière organique qui se putréfie. Ainsi naissent des foyers d'infections miasmatiques.

Les matières fécales jetées à l'égout y apportent les germes infectieux dont elles sont chargées, contaminent ses eaux, et celles-ci sur leur parcours les disséminent :

Dans la maison d'habitation qui est en communication directe avec l'égout par le branchement des cabinets d'aisance ;

Dans le sol où les liquides de l'égout s'infiltrent et polluent les nappes aquifères auxquelles on emprunte l'eau servant aux usages domestiques ;

Dans les cours d'eau où les liquides de l'égout souillent, par leur mélange, les eaux naturelles que les populations riveraines emploient à leurs besoins journaliers.

On conçoit sans peine qu'après ces constatations on ait eu l'idée de ne plus recevoir dans l'égout ni les eaux ménagères ni les matières fécales ni même les eaux pluviales, et qu'alors soit née la doctrine qui a été formulée ainsi : rien à l'égout, que des eaux pures.

Malgré les observations sur lesquelles cette doctrine s'appuie, malgré les faits positifs qu'elle invoque, elle n'a pas pu se faire accepter de tous les esprits; un groupe d'hommes considérables par leur situation et par leur science, sont partisans d'une doctrine diamétralement opposée : celle du tout à l'égout, dans des conditions déterminées.

Ces deux doctrines ont rencontré à Paris des partisans convaincus, parmi ceux qui ont traité la question de l'assainissement de cette ville.

La décision définitive n'est pas encore prise.

Ceux qui, dans la question de l'assainissement de Marseille, avaient intérêt à chercher un point d'appui dans l'incertitude manifestée à Paris, n'y ont pas manqué et ont paralysé les efforts des hommes dévoués qui voulaient la trancher.

Il est temps de s'affranchir de cette influence néfaste.

Il y a un certain nombre de faits dont l'Administration municipale ne peut méconnaître la légitime autorité. Elle ne pourra jamais porter atteinte aux droits des propriétaires jusqu'à leur imposer tel ou tel système de vidanges ; elle ne pourra jamais faire du service des vidanges un monopole exclusif entre les mains d'une Compagnie ou d'un individu ; elle ne pourra jamais, sans encourir une espèce de déchéance, se désintéresser de l'application des moyens propres à débarrasser la maison et la rue des eaux résiduaires et des matières de vidanges, pour en abandonner l'exploitation à des tiers, portés à défendre leurs bénéfices plutôt qu'à servir l'intérêt public ; ce qui, à un moment donné, s'ils éprouvaient des pertes considérables, pourraient être amenés à suspendre tout service, au grand détriment de la population.

D'autre part, on peut se demander s'il est bien nécessaire qu'une municipalité s'impose les charges considérables de la construction d'un système d'égouts pour y faire circuler de l'eau pure.

Ce qu'il faut désirer, c'est que les égouts drainent la ville de toutes ses impuretés, sans devenir à leur tour une cause d'infection.

La solution du problème ainsi posé est-elle possible ? Par qui doit-elle être fournie ? La masse du public ne saurait y être appelée.

Si on demandait à chacun des habitants de notre ville : « Aimez-vous mieux voir circuler dans nos rues, à ciel ouvert, les eaux ménagères et les produits de vidanges, ou préférez-vous qu'on les jette à l'égout ? » la réponse ne serait pas douteuse.

L'avis ne serait pas moins facile à donner, si on appelait la population urbaine à se prononcer entre un système d'égouts plus économique et un autre plus onéreux.

Mais ce sont là les seules données qui puissent être livrées au jugement de la masse du public ; toutes les autres étant techniques ressortissent entièrement de l'hygiène et des ponts-et-chaussées. Ce sont donc les hygiénistes et les ingénieurs qui doivent être consultés; quant à eux, tout en tenant grand compte des éléments scientifiques, ils ne devront jamais perdre de vue le côté pratique et les conditions spéciales de localité.

Il y a des villes où, comme à Londres et Bruxelles, on pratique le tout à l'égout; il y en a d'autres où, comme à Amsterdam, c'est le système Liernur qui est appliqué; à Memphis. c'est le système Waring qui a été installé; on en a proposé une foule d'autres.

Chaque localité peut offrir des circonstances particulières

qui expliqueront la préférence pour le système auquel on se sera arrêté.

Mais il est positif qu'indépendamment de tout système, il n'y a qu'un petit nombre de moyens de se débarrasser des eaux pluviales, des eaux ménagères et des matières fécales :

1° Les recevoir dans un égout.

2° Les recevoir dans une canalisation spéciale logée dans les égouts ou enfoncée dans le sol de la voie publique.

Dans ces deux cas, les collecteurs sont installés en dehors de la maison, qui peut être mise en communication avec eux par un branchement particulier.

3° Isoler et séparer les eaux pluviales et ménagères des matières fécales, en laissant aller les premières à l'égout, tandis que les autres sont recueillies dans des récipients particuliers (fosse fixe ou tinette).

Alors il y a division de la masse des produits infectants ; et les matières fécales sont seules retenues à l'intérieur de la maison.

Or, il ne faut pas oublier que les eaux ménagères et les eaux pluviales portent dans l'égout des matières azotées et putrescibles, dont elles sont plus ou moins surchargées suivant les circonstances.

Aussi, en éloignant de l'égout les matières fécales seules, on ne l'assainit pas complètement.

L'évacuation des matières fécales à l'extérieur de la maison vaut mieux que la réception dans des récipients placés à l'intérieur ; parmi ceux-ci, les fosses fixes sont les plus mauvais, les plus dangereux. — Elles sont aujourd'hui généralement condamnées. — En admettant qu'on les rende étanches par une construction soignée et qu'on puisse ainsi se prémunir contre les infiltrations et la souillure consécutive du sol, de l'eau des puits et des nappes aquifères, il reste la vidange qui est toujours une opération plus ou

moins dangereuse et anti-hygiénique à cause de la stagnation prolongée des matières fécales et de leur décom-
position.

Les tinettes, qui préservent de quelques-uns des inconvénients de la fosse fixe, en ont encore de très nombreux; quel
que soit le système de ces appareils, en allant des plus simples
aux plus compliqués, par cela seul qu'ils sont dans l'intérieur
de la maison, ils exposent, soit accidentellement, soit d'une
manière suivie, à l'épandage des produits de vidange sur un
sol perméable, au dégagement de produits gazeux, aux chan-
gements répétés des appareils récepteurs, à la circulation
sur la voie publique des voitures de transport, à l'accumula-
tion d'une grande quantité de matières fermentées aux lieux
de dépôts (dépotoirs), aux manipulations qui s'accomplissen
dans l'intérieur de ces dépôts, c'est-à-dire, à tout un cortége
de causes d'infection qui doivent les faire proscrire et les
écarter de l'usage domestique. Quant aux tinettes filtrantes,
en faveur desquelles on a voulu faire une exception, il est
certain qu'elles ont, en grande partie, les inconvénients
intérieurs que nous venons de signaler, et elles polluent
les égouts en y déversant des liquides qui tiennent en sus-
pension, en plus ou moins grande quantité, la matière fécale
fermentée que l'eau délaie en les traversant.

Dans notre ville, l'Administration municipale a laissé
établir, dans le sol des trottoirs, des puisards auxquels
aboutit le tuyau de descente des cabinets d'aisance, y appor-
tant les matières fécales et les eaux ménagères qui y sont
constamment recouvertes par une couche d'eau ordinaire.
Ces puisards sont en communication avec l'égout, ils sont
munis d'une grille qui empêche le passage des matières
solides. Ils se vident par surverse. On les nettoie de temps à
autre. Il y a des entrepreneurs chargés de l'entretien
aux frais des propriétaires. Ces puisards ont été établis
moyennant une redevance une fois payée à la caisse
municipale; il y a par conséquent un engagement en faveur

des usagers, qui doit être respecté par l'Administration ; mais les inconvénients qu'ils offrent sont analogues à ceux que nous avons signalés pour les tinettes filtrantes, à cause de la stagnation des matières fécales : la pollution de l'égout est de même nature.

D'après ce qui précède, on voit que, pour arriver à l'assainissement complet de notre ville, il faut choisir entre deux systèmes généraux d'évacuation :

1° Canalisation spéciale recevant les eaux pluviales, les eaux ménagères et les matières fécales pour les porter dans des usines où tous les résidus seront traités industriellement;

2° Tout à l'égout dans des conditions déterminées, avec évacuation à la mer, le plus loin possible de la ville.

Étudions-les successsivement.

§ I. — SYSTÈMES AVEC CANALISATION PARTICULIÈRE FERMÉE.

Dans divers essais qui ont été tentés à Paris, l'Administration s'est montrée, en principe, contraire à la pose des conduites dans le sol à cause des dérangements qui peuvent résulter pour la circulation urbaine, tant de la pose que de tout remaniement ultérieur ; c'est à l'intérieur des égouts existants que les conduites ont dû être logées.

La sagesse de l'Administration de Paris devra être imitée à Marseille. Or, la plus grande partie des égouts existants ne peut pas permettre de loger des conduites dans leur intérieur. Il y aurait donc lieu de construire tout un système de galeries suffisantes ; c'est une grande dépense à noter.

Pendant les orages, l'abondance des eaux pluviales est quelquefois telle que les égouts de grande section ne peuvent pas les recevoir complètement et que la circulation dans les rues devient impraticable.

Les conduites d'une canalisation particulière sont, en général, de petite section ; elles seraient dès lors bien plus insuffisantes que les égouts.

Aussi, dans le système Waring (1), les eaux pluviales sont exclues de la canalisation des matières fécales et des eaux vannes.

Le principal avantage de ce système est de ne pas exiger un volume d'eau considérable.

On lui a reproché l'engorgement facile des conduites.

Le système pneumatique de Liernur appliqué à Amsterdam, a été vivement combattu par des hommes compétents tels que Wirchow en Allemagne et Marié-Davy à Paris. De même que le système Waring, il exclut les eaux pluviales de la canalisation. On lui a également reproché l'obstruction facile de ses conduites.

(Voir la lettre de M. Marié-Davy, *Journal d'Hygiène*, f° 263, année 1882).

Le système Berlier, fondé sur le même principe, n'a pas donné aux essais de Paris, des résultats qui puissent nous porter à en conseiller l'application à Marseille. — On a dit qu'il ne pouvait fonctionner régulièrement que sur un rayon de faible étendue et sur des surfaces horizontales ou presque horizontales.

Le but plus exclusivement poursuivi par ces différents systèmes est l'exploitation industrielle des eaux vannes et

_____

(1) Egouts de la ville de Memphis ; ce système peut se résumer dans les propositions suivantes :

1° Emploi pour la construction des égouts de conduites de faible diamètre, uniquement affectées à l'évacuation des eaux vannes et des matières fécales, à l'exclusion des eaux de pluie.

2° Ventilation obtenue dans les conduites et dans les branchements en communication avec les maisons particulières par un certain nombre de prises d'air et de cheminées d'appel s'élevant au dessus des toits.

3° Communication directe de chaque branchement particulier avec la conduite, sans interposition d'aucun diaphragme ni aucune fermeture hydraulique.

4° Lavage journalier des conduites au moyen de chasses pour lesquelles on utilise l'eau accumulée dans des réservoirs placés à leur origine d'amont.

des matières fécales, la confection d'engrais qui, utiles à l'agriculture, doivent donner un rendement commercial rémunérateur.

Mais, pour que cette exploitation industrielle soit possible et offre encore des avantages, il faut que la teneur en azote soit au minimum de 1 kilog. 5 d'azote ammoniacal par mètre cube d'eau, proportion qui n'existe pas dans les résidus dilués.

Or, l'eau en abondance est le meilleur agent d'assainissement, c'est l'exclusion des systèmes que nous venons de passer en revue.

§ II. — SYSTÈME DU TOUT A L'ÉGOUT.

On a formulé contre ce système divers griefs dont nous allons nous occuper.

1" *Objection.* — Odeur infecte exhalée par les bouches ouvertes sur la voie publique.

Il y a la question des odeurs de Marseille, comme il y a eu la question des odeurs de Paris et de Londres. C'est, en effet, l'inconvénient le plus facile à constater. Il suffit de passer à côté d'une bouche d'égout. Nous reconnaissons qu'en ce qui concerne notre ville, toutes les réclamations des feuilles publiques sont à cet égard d'une scrupuleuse exactitude. Mais cela dépend-il du système ou de circonstances particulières qui peuvent être modifiées ? Tous les hygiénistes qui, à Paris comme à Marseille, ayant à s'occuper de la question, sont descendus dans les égouts et les ont parcouru sur un assez long trajet, affirment que les odeurs infectes n'existent que sur certains points, et doivent être attribuées à la disposition vicieuse des branchements, où les matières sont en stagnation, fermentent, se décomposent et donnent lieu à des gaz putrides ; mais là où l'entraînement de la matière est régulier, constant et rapide, l'atmosphère n'est pas plus odorante que sur la voie publique (1).

Cette remarque doit faire tenir en suspicion, entre les nombreux systèmes évacuateurs proposés, tous ceux qui adoptent des conduites dans lesquelles les ouvriers ne peuvent pas pénétrer pour exercer la surveillance ou procéder au nettoyage.

2ᵐᵉ *Objection*. — L'entretien de ces égouts exige qu'on y déverse une grande quantité d'eau ; difficultés de se débarrasser de cette masse énorme de liquides pollués ; propagation des maladies infectieuses directement par les eaux d'égout, indirectement par les cours d'eau dans lesquels les égouts se déversent.

Partout où l'on a à sa disposition une quantité d'eau proportionnelle aux besoins du service, ce mode d'évacuation peut être appliqué sans danger et sans incommodité.

La condition que l'eau, véhicule des matières fécales, soit abondante afin de les délayer et de les neutraliser en quelque sorte par sa masse, ne peut engendrer qu'une difficulté locale. Marseille est une des villes le mieux dotée sous le rapport de la quantité d'eau qu'elle peut distribuer ; elle reçoit par le canal une provision d'eau suffisante pour le bon entretien de ses égouts ; il n'y a donc pas lieu de se préoc-

---

(1) Les liquides d'égouts mêmes chargés de matières fécales n'ont pas, dit M. de Freycinet, par eux-mêmes d'odeurs désagréables quand ils sont, bien entendu, étendus de la quantité d'eau que nous avons indiquée comme le contingent obligé des villes modernes, soit au minimum 100 litres par habitant et par jour..... (*Traité de l'assainissement des villes*).

Les matières d'égout fraiches, on ne saurait trop le répéter, parce que le préjugé contraire est encore répandu sur le continent, n'ont pas par elles-mêmes d'odeur susceptible d'incommoder les ouvriers et les habitants. (*Journal d'Hygiène*, f° 346, année 1881).

Du reste, il y a des moyens variés pour empêcher toute communication des collecteurs avec la maison d'habitation et avec la voie publique — *Coupe-air* — *Siphons hydrauliques*, etc.

cuper de ce facteur dans la solution du problème. Nous pouvons en dire autant de la difficulté de se débarrasser d'un volume énorme de liquides pollués ; cette circonstance, qui a joué un si grand rôle dans la question de l'assainissement de Paris, n'existe pas pour notre ville. En effet, la mer nous offre un incommensurable bassin prêt à tout recevoir, sans qu'il en résulte aucun inconvénient public, pourvu qu'on choisisse sur la côte un ou plusieurs points propices de déversements; il sera préférable d'en avoir plusieurs.

La question de la propagation des maladies transmissibles est plus sérieuse. S'il était vrai que les germes de ces maladies, portés à l'égout par les matières fécales, peuvent, en suivant les branchements des lieux d'aisance qui communiquent avec lui, pénétrer dans les maisons d'habitation et y produire des ravages, il n'y aurait pas de doute possible et le système du rien à l'égout devrait seul être adopté. Mais cette influence est loin d'être établie, du moins dans le sens que nous venons de bien préciser. Les recherches que M. Guérard, ingénieur en chef des services maritimes, a faites pendant les deux dernières épidémies du choléra, nous montrent sur la surface d'une circonférence frappée par le fléau, les égouts exerçant dans les rues où ils existent un drainage salutaire qui s'est traduit par une mortalité moindre, comparée à celle des rues qui en sont privées.

Ces observations se trouvent confirmées par d'autres de même nature faites en diverses villes : à Dantzick, la mortalité est descendue de 36 à 34 par 1,000 par suite de l'établissement des égouts, et l'envoi des vidanges dans les égouts l'a abaissée à 27 par 1000 (1).

Les observations des médecins les plus autorisés contestent la propagation par les eaux d'égout des maladies contagieuses, notamment de la fièvre typhoïde et du choléra (2).

(1) *Journal d'Hygiène*, f° 299, année 1881. Communication de M. Trelat, ingénieur.

(2) *Journal d'Hygiène*, f° 340, année 1881.

« Si les égouts, dans leurs rapports avec la fièvre typhoïde, devaient être regardés simplement comme des véhicules de la transmission par les déjections typhoïdiques, dans toutes les épidémies on devrait s'attendre à ce que la fièvre sévît particulièrement dans les maisons qui commnuniqueraient le plus librement avec les égouts publics ; *cependant c'est le contraire qu'on observe souvent*. Prenons par exemple le rapport officiel adressé au Conseil privé sur l'épidémie de la fièvre à Forest-Hill en 1869 : la prédominance de la fièvre typhoïde a été en rapport très évident, dit ce document, avec des dispositions défectueuses d'égout : *là où les maisons étaient reliées avec les égouts publics, le nombre des cas de fièvre typhoïde n'a pas dépassé le minimum*. Là, au contraire, où les maisons n'avaient que des fosses d'aisance (1), ou étaient reliées à des égouts qui ne faisaient partie d'aucun système convenable de drainage, ou qui étaient d'une construction et d'une forme radicalement défectueuses, en un mot, qui n'étaient que des fosses d'aisance en cul-de-sac, alors la fièvre typhoïde a atteint son maximum (2).

A Francfort-sur-le-Mein, d'après les recherches de l'éminent hygiéniste le docteur Warentrapp, depuis l'écoulement des water-closets à l'égout, le chiffre moyen des décès par fièvre typhoïde est descendu de 57 et 63 à 23 et 28 par 100,000 habitants.

D'après les statistiques officielles, à Londres, qui *pratique le tout à l'égout*, pendant une période de dix ans (1869-1879), la moyenne des décès par fièvre typhoïde rapportés à 100,000 habitants a été de 26,45, alors que la moyenne de la mortalité générale par 1,000 habitants était représentée par 23.

A Paris, pendant la même période de 1869 à 1879, les moyennes se sont élevées à 56 pour la fièvre typhoïde et pour la mortalité générale, 25,15 (3).

(1) Des fosses fixes, bien entendu.
(2) Opinion de Murchison (*Journal d'Hygiène*, fº 340, année 1881).
(3) *Journal d'Hygiène*, fº 340, année 1881.

La propagation des maladies transmissibles n'est donc à craindre que là où les égouts offrent des conditions vicieuses d'installation.

Les recherches microbiennes n'ont pas infirmé les données générales que nous venons d'exposer. En expliquant la pollution de l'eau employée dans les usages domestiques par des liquides chargés de bacteries, de microbes ou autres microorganismes, on a indiqué une des portes d'entrée dans l'organisme des maladies transmissibles. Ce résultat est sans doute précieux ; mais rien ne prouve que cette pollution ait lieu dans les villes drainées avec un bon système d'égouts, largement alimentés d'un courant d'eau pure qui les nettoye incessamment. Par contre, toutes les observations bactériologiques démontrent que le danger commence là où existent des conduites mal établies, non étanches, permettant avec les infiltrations, la dissémination des microbes ou des spores infectieux et d'une façon quelconque leur absorption.

Or, d'après M. Durand-Claye, il est possible et facile de faire des égouts étanches (Journal d'Hygiène, f° 340, année 1881).

De tout ce qui précède, il résulte :

1° Que les systèmes d'assainissement fondés sur une canalisation spéciale dans laquelle on ne recevrait que les eaux vannes de la maison et les matières fécales, n'enlèvent pas de l'égout toutes les causes d'infection, puisque celui-ci continue à recevoir les matières organiques entraînées par les eaux qui circulent sur la voie publique (eaux pluviales, eaux d'arrosage, etc.), résidus des urinoirs publics; eaux de lavage des trottoirs, etc.

2° Qu'une canalisation semblable dans laquelle on voudrait recevoir les eaux pluviales serait le plus souvent insuffisante, ce qui entraînerait des troubles de la circulation.

3° Qu'à Marseille, l'installation convenable d'une pareille canalisation entraînerait une dépense égale à celle de la cons-

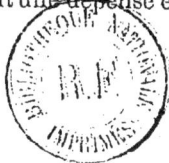

truction d'un système complet d'égouts, sans offrir les mêmes avantages.

4° Que l'application des divers systèmes établis d'après ces données, a été suivie de déceptions ou n'a donné que des résultats égaux à ceux qu'on peut obtenir plus simplement avec l'égout.

5° Que le système du tout à l'égout, donnant à la municipalité la direction d'un service public indispensable, écarte plus sûrement les chances aléatoires d'interruption, de négligence et de défaut de surveillance.

6° Que, contrairement à ce qui a été dit, l'égout n'est ni incommode, ni dangereux, quoique recevant tous les résidus liquides de la maison et les matières fécales, pourvu que chaque habitant ait à sa disposition une quantité d'eau suffisante pour entraîner rapidement ces résidus dans les tuyaux de descente jusqu'au collecteur et que celui-ci soit parfaitement étanche et établi de façon à n'offrir aucune stagnation des matières dans son intérieur.

7° Que notre ville dispose, par le canal, de la provision d'eau qui lui est nécessaire pour établir dans toutes les maisons des cabinets d'aisance réunissant les conditions hygiéniques indispensables, et dans les rues, des égouts propres à lui faire atteindre le degré d'assainissement désirable.

Aussi nous estimons que l'Administration municipale doit adopter le système du tout à l'égout, reprendre le programme de la Commission des ingénieurs et entrer résolument dans la période d'action (1).

Ici la parole appartient à la Commission technique.

C'est elle qui doit passer en revue tous les égouts déjà construits, en examiner le type, les dimensions, la pente et l'état d'étanchéité des parois, afin de voir quelles sont les

_____

(1) Nous sommes heureux d'apprendre au dernier moment que la Municipalité s'est décidée à examiner les projets de la Commission des ingénieurs, pour les envoyer au Ministère, au moins partiellement (système du réseau des collecteurs supérieurs).

parties de cet ensemble qu'on peut conserver, quelles sont celles qu'on doit condamner à la réfection.

C'est elle aussi qui, une fois cette sélection opérée, doit faire un plan général et complet de canalisation de tous les quartiers de la ville sans exception; indiquer dans un devis le *quantum* de la dépense, et fixer la marche à suivre dans l'exécution des travaux (1).

Tous les égouts anciens convergent vers le vieux port dont l'eau est ainsi infectée. C'est une disposition qu'on trouve dans toutes les villes primitivement assises sur les bords d'un bassin semblable, qui, par conséquent, est fort naturelle. Au début, cela avait une utilité réelle ; mais à mesure que la population et l'étendue de la ville ont augmenté, les inconvénients ont pris naissance, puis ont grandi.

La Commission technique a condamné avec raison cette disposition dont on avait déjà signalé le côté fâcheux. Elle n'est pas, il est vrai, absolument dangereuse pour la santé publique; car, dans les deux dernières épidémies du choléra, la mortalité n'a pas été plus considérable sur les quais, et l'on avait déjà fait la même remarque dans les épidémies antérieures.

Néanmoins nous ne devons pas oublier que les ports étant un centre d'activité où se trouvent agglomérés un grand nombre d'ouvriers et de marins souvent exposés à avoir leurs vêtements ou leurs mains souillés par les eaux contaminées de ces bassins; que beaucoup de ces travailleurs n'employant pas les précautions hygiéniques propres à leur faire

(1) Dans cette partie de leur tâche, MM. les ingénieurs et architectes devront s'inspirer de tous les perfectionnements connus pour empêcher les gaz des égouts de pénétrer dans les maisons ou sur la voie publique et pour assurer la rapidité de la circulation des résidus à l'intérieur des conduites. — A cet égard, nous croyons devoir signaler les améliorations qui ont été adoptées dans la réfection des égouts de l'Hôtel-Dieu de Lyon. (*Revue d'Hygiène et de Police Sanitaire*, novembre 1886, f° 905 et suivants).

éviter le danger, nous devons considérer comme urgente toute mesure qui aurait pour résultat d'éloigner de nos ports les eaux des égouts.

Ajoutons qu'à défaut du danger de propagation des maladies contagieuses, la seule incommodité qui résulte des mauvaises odeurs exhalées serait une raison suffisante pour déterminer nos édiles à accomplir cette amélioration dont l'heureuse influence rejaillirait sur la propreté des maisons riveraines, et qui ferait cesser la légende d'insalubrité de nos bassins que la concurrence étrangère cherche toujours à exploiter, contre nous, dans les relations commerciales.

Le sol sur lequel notre ville est bâtie offre des accidents de terrains qui donnent toutes les facilités pour placer les égouts collecteurs de façon à éloigner des ports les eaux impures qui ont infecté jusqu'à ce jour le port vieux.

Cette disposition topographique facilitera également, si on croit utile de l'essayer, l'emploi des eaux d'égout en irrigation dans la partie basse de la vallée de l'Huveaune et sur d'autres points. On sait qu'aux environs de Paris et de Londres, l'utilisation des eaux vannes par l'agriculture et par la culture maraîchère a donné des résultats lucratifs et produit l'épuration des liquides pollués.

Cet usage n'a présenté aucun inconvénient pour la santé publique. « Il a été maintes fois démontré dans notre pays, dit le docteur B. Frankland, que les eaux d'égout, même infectées par le choléra et la fièvre typhoïde, n'ont jamais, tant qu'elles sont employées en irrigation, transmis la maladie, soit à ceux qui vivent sur les terres arrosées, soit à ceux qui en consomment les produits, quoique à *priori*, je l'avoue, on soit disposé à prévoir le contraire (1). »

(1) Dans un prochain travail, nous traiterons de l'assainissement de la maison et de la rue.

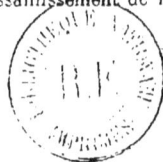

www.ingramcontent.com/pod-product-compliance
Lightning Source LLC
Chambersburg PA
CBHW070753210326
41520CB00016B/4677